संपूर्ण योग साधना

संपूर्ण योग साधना एवं निरोगी काया के साथ
सौ वर्षपर्यन्त जीवित रहने का सरल उपाय...

परमहंस सिंह

Sampoorna Yog Sadhana
Paramhans Singh

First Edition: 2024

© Published by

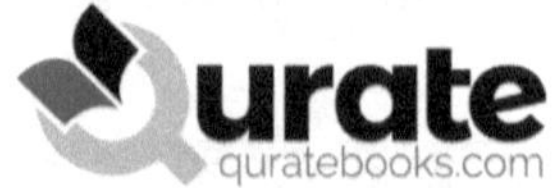

Qurate Books Pvt. Ltd.
F-16, Alfran Plaza,
Mahatma Gandhi Road,
Opp. Don Bosco School,
Panaji- Goa 403001
Contact No: 18002106527
www.quratebooks.com

ISBN: 978-93-58982-21-3

भावपूर्ण श्रद्धांजलि

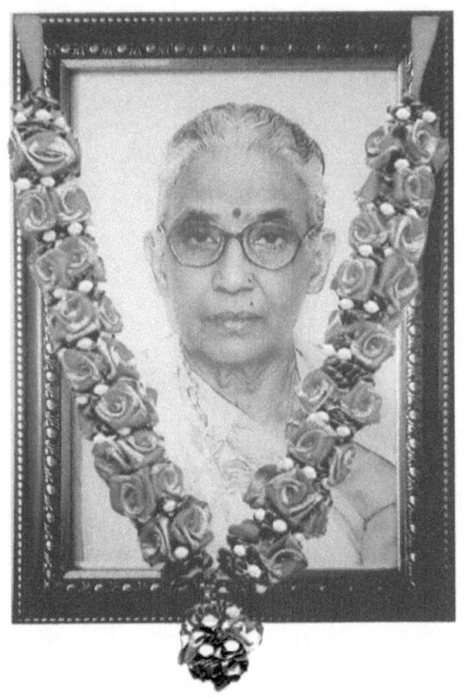

स्वर्गीय श्रीमती रमा देवी परमहंस सिंह

प्रस्तावना

भारतवर्ष के प्रधानमत्री श्री. नरेंद्र जी मोदी की प्रेरणा से एवं योगगुरु श्री रामदेवजी के सहयोग से आज दुनियाँ मे २०० से ज्यादा देशो मे योग साधना का प्रचार एवं प्रसार हो रहा है । सर्व प्रथम मै स्वर्गीय श्री रामानंद शास्त्री एवं स्वर्गीय श्री गोपाल कृष्ण टावरी का आभारी हूँ जिनके मार्गदर्शन मे योग साधना का अभ्यास करते हुऐ आज ९२ साल की उम्र मे भी मै पूर्णतय निरोगी एवं सक्रीय हूँ । मै योग गुरु रामदेव जी का आभारी हूँ जिनकी अधूरी योग साधना से प्रेरित हो कर मैने सम्पूर्ण योग साधना के बारे मे भली प्रकार लिपिबध्द करने का साहस करता हूँ । मैने ५५ साल की योग साधना, विभिन्न प्रकार की योग की पुस्तको, नाना प्रकार की अध्यात्मिक पुस्तको एवं पत्र तालिकाओं के द्वारा जो कुछ मुझे प्राप्त हुआ, उसे अपने जीवन में अपनाया और उसे उपयुक्त और लाभदायक पाकर अपनी योग साधना मे सम्मलित किया । पाठक गण अपनी योग साधना

मे सम्मलित कर इसका फायदा उठा सकते है ।

महान महर्षी पतंजली योग दर्शन पुस्तक द्वारा जिसे अष्टांग योग कहते है, उसी पर सारी योग साधना आधारित है । योग गुरु कहे जाने वाले रामदेवजी ने इन आठ अंगो मे से केवल तीन अंगो आसन, प्राणायम एवं ध्यान का ही प्रचार प्रसार किया है, और बाकी पांच अंगो के बारे मे कुछ भी प्रचार प्रसार नही किया ।

बाकी पाँच अंग उतने ही उपयुक्त तथा लाभदायक है, जितना प्रचलित तीन अंग है । आप बाकी पाँच अंगो को योग साधना मे नही सम्मलित करते तो मनुष्य को कभी भी अन्तिम ध्येय योग यानी प्रभू से मिलन, मोक्ष एवं आवागमन से मुक्ति नही मिल सकती। अष्टांग योग के प्रथम एवं द्वितीय चरणों को मनुष्य जीवन मे धारण करले तो एक मिनट मे रामराज्य आँखो के सामने उपस्थित हो जाऐगा, यह प्रमाणित करता है की बाकी ५ अंग कितने महत्वपूर्ण है । अब इस पुस्तक के द्वारा संम्पूर्ण योग साधना के बारे मे जानिए ।

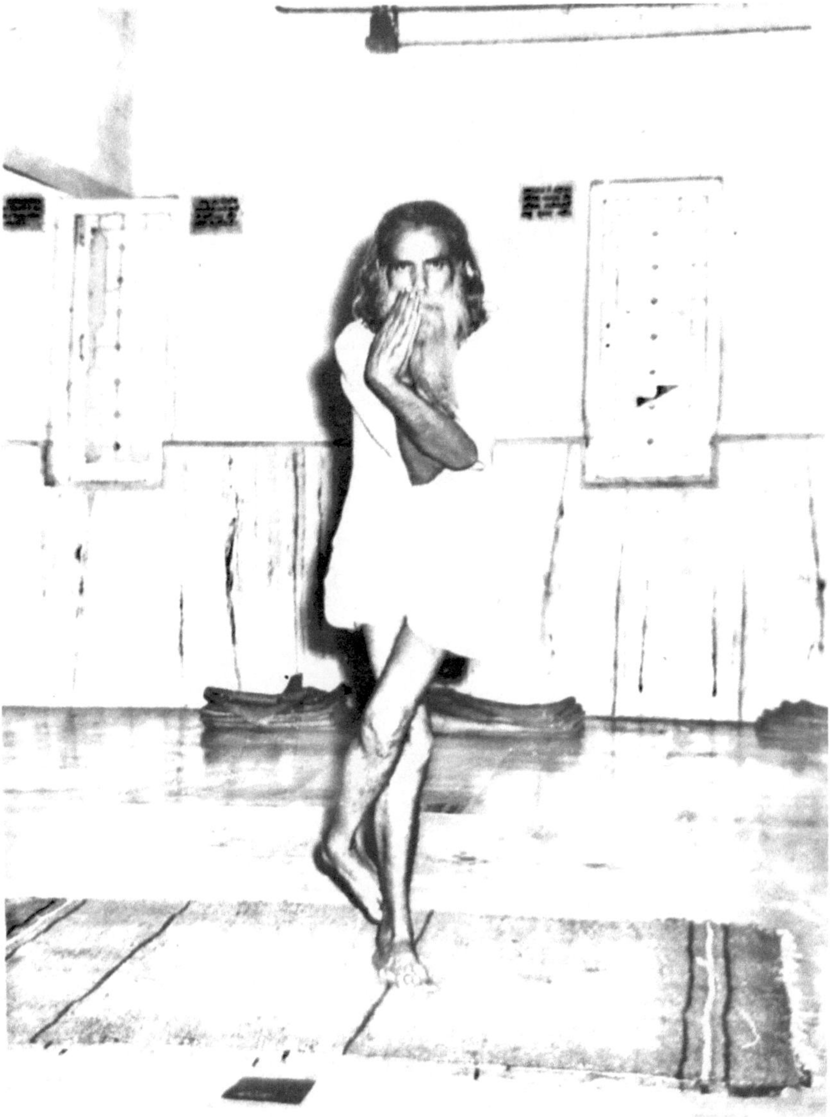

स्वर्गीय श्री रामानंद शास्त्री

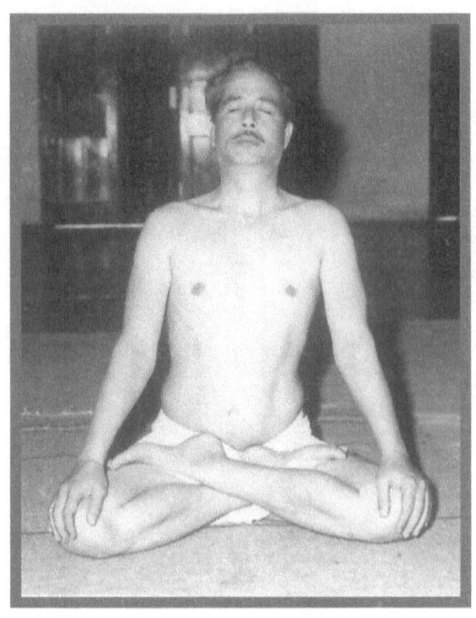

1 पद्मासन मुद्रा

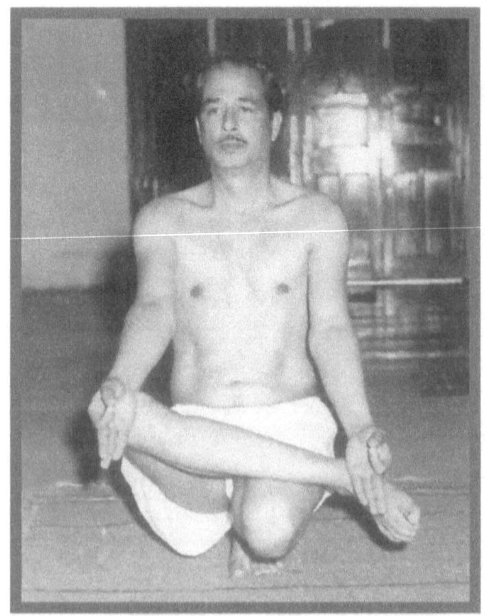

2 एक पादाअंगुस्ताना

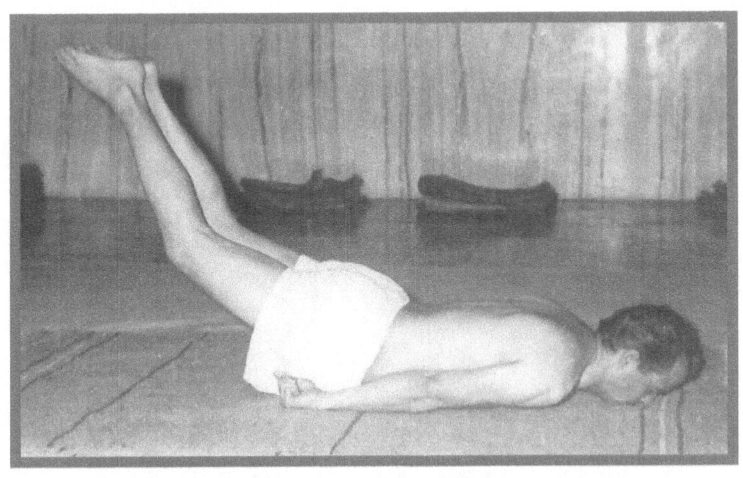

3 सलभ आसन

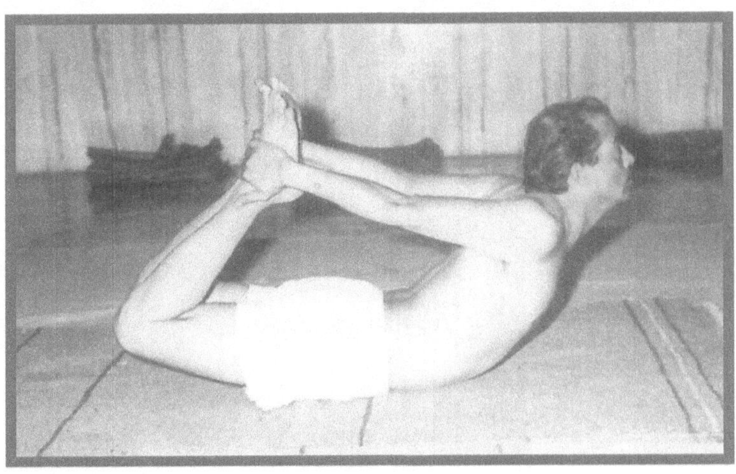

4 धनुरासन मुद्रा

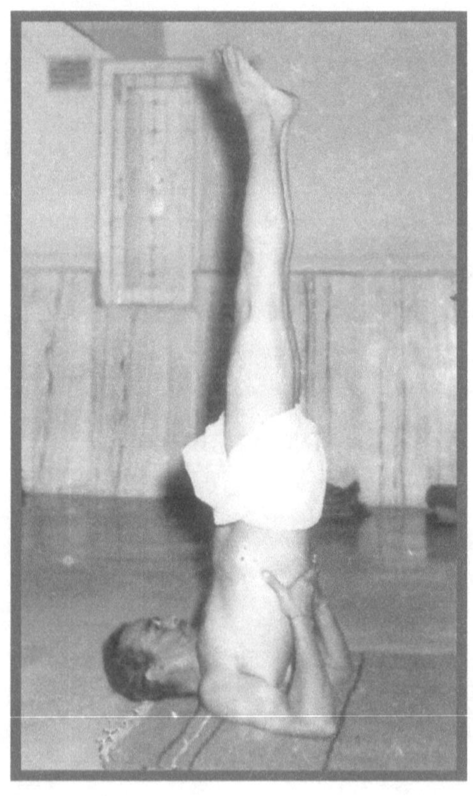

5 सर्वांग आसन

संपूर्ण योग साधना

सम्पूर्ण योग साधना महान महर्षी पातंन्जल द्वारा संकलित पुस्तक पतंजली योग दर्शन पर आधारित है जिसे आठ अंगो मे समाहित किया गया है । जिसे अष्टांग योग कहा गया है । निम्न आठ अंग बताए गये है ।

• यम, नियम, आसन, प्राणायम, प्रत्याहार, धारणा, ध्यान एवं समाधी ।

• यम :

यम पाँच है जिसे अनुशासन कहा गया है । सत्य, अहिंसा, ब्रह्मचर्य, अस्तेय तथा अपरिग्रह

• सत्य ः

जितना आपने अपने कानो से सुना, जितना अपनी आंखो द्वारा देखा उतना ही सत्य रूप मे वर्णन करना सत्य कहा गया है । परंन्तु कटु सत्य को कभी नही कहना चाहिये । जिस सत्य के द्वारा किसी की जीवन क्षति होती है, जिसमे किसी को दुःख पहुंचता है, या मान मर्यादा का हनन होता है, तो ऐसा कभी नही कहना चाहिये । उदाहरण के लिये सुनिये, किसी जंगल मे एक महात्मा अपना आश्रम बना कर रहते थे । एक दिन जब ध्यान मे आंखे बंद किये बैठे थे तो एक गाय भागती हुई आई और महात्मा के आश्रम मे छिप गयी, इतने मे एक कसाई भागता हुआ आया और महात्मा से पूछा कि संन्त क्या आपने कोई गाय को इधर आते हुए देखा ? महात्मा ने सिर हिला कर ना कहा । सभी जानते है संत कभी असत्य नही बोलते । ऐसा जानकर कसाई वापस चला गया और गाय की जान बच गयी । ऐसे सत्य को कटू सत्य कहा गया है ।

• अहिंसा :

किसी जीव की हत्या करना ही हिंसा नही कही जाती बल्कि अपने कर्म वाणी तथा शरीर द्वारा ऐसा कर्म नही करना चाहिए जिसके द्वारा किसी की जीवन हानि होती है । किसी की मर्यादा का हनन होता है तथा अन्य किसी प्रकार का कष्ट होता हो, उसे हिंसा कहा जाता है ।

• अस्तेय :

चोरी नही करना अस्तेय कहा जाता है किसी की जानकारी के बगैर कोई वस्तु लेना चोरी कही जाती है । यदि किसी की कोई वस्तु पसंन्द आ जाए तो उसे मांगना उचित है यदि वह वस्तु आपको देता है तो ही लिजिए ।

• अपरिग्रह :

कोई वस्तु अपनी आवश्यकता से अधिक संग्रह नही करना चाहिए, यदि वस्तु आवश्यकता से अधिक हो तो उन्हे देना चाहिये जिसको उसकी जरूरत है । ऐसा

करके पुण्य के भागी होंगे और समाज मे आप की मान मर्यादा की वृध्दी होगी और स्वयं को संतोष होगा ।

• नियम :

दुसरा चरण नियम कहा है । नियम भी पांच है जिसे साधना कहते है । शौच, तप, संतोष, स्वाध्याय तथा ईश्वर प्राणा निधान.

• शौच :

भीतर बाहर से पवित्र होना शौच कहा गया है । स्नान द्वारा बाहर की यानी शरीर को स्वच्छ करना बाहरी स्वच्छता कहा गया है । भीतरी स्वच्छता काम, क्रोध, मोंह, लोभ, मत्सर, मद एवं अहंकार का शमन करना प्रत्येक जीव के साथ प्यार का व्यवहार करना, सभी जीवो को अपने समान समझना आदि भीतरी स्वच्छता कहा गया है ।

• तप :

सर्दी, गरमी, हानी, लाभ, जीवन, मरण, यश, अपयश को समान समझना तप कहा

गया है । दुख सुख को समान समझना और व्रत-उपवास करना तप कहा गया है । हफ्ते में एक दिन उपवास करने से अंदर का शरीर स्वच्छ रहता है । अधिक नही तो महिने में दो एकादशी, पुर्णिमा एवं अमावस्या चार दिन उपवास करना चाहिये ।

• संतोष :

जीवन में संतोष का बहुत महत्व है । मनुष्यो का सबसे बडा धन संतोष है । शास्त्रों में कहा गया है, की "गोधन, गजधन, बाजधन और रतनधन खान, जो आवे संतोषधन, सबधन, घूरी समान",प्रभू ने सभी प्राणियों के लिये जीवन जीने के लिये पर्याप्त साधन दिया है । उसी मे मनुष्य को अपना जीवन जीना चाहिये । उससे अधिक की इच्छा नही करनी चाहिये । जहाँ संतोष है वही सुख है, जहाँ सुख है वही आनंद है और जहाँ आनंद है वही मोक्ष है । उदाहरण के लिये जानिये

"सर्पाः पिबन्ति पवनं न च दुर्बलास्ते,
शुष्कैस्तृणैर्वनगजा बलिनो भवन्ति । कन्दैः
फलैर्मुनिवराः क्षपयन्ति कालं, संतोष एव
पुरुषस्य परं निधानम् ।।"

यानी, सर्प हवा पीता है, फिर भी कमजोर
नही होता। सूखा तृण खाकर जंगलो मे
हाथी बलवान होता है । मुनी लोग कंदमूल
एवं फल खाकर जीवन व्यापन करते हुए
उम्र गुजार देते है । इसलिये कहा गया है
की, संतोष मनुष्यों का सबसे बडा धन है ।

• स्वाध्याय :

उत्तम आध्यात्मिक पुस्तकों का पठन करना
चाहिये । मनुष्य को उत्तम जीवन जीने की
कला ज्ञात होती है ।

अध्यात्मिक पुस्तक द्वारा ही मनुष्य को
समाज में एक दुसरे के द्वारा अपने उत्तम
व्यवहार द्वारा जीवनव्यापन करना ज्ञात
होता है ।

ईश्वर प्राणानिधान का मतलब है की
अपने आप को समाज मे रहकर उत्तम

व्यवहार द्वारा प्रभू को समर्पित करना जिसने भी अपना सबकुछ भगवान को समर्पित कर दिया, उसका योगक्षेम परमात्मा स्वयं वहन करते है । फिर उसे जीवन में किसी प्रकार की कमी या दुःख का एहेसास नही होता ।

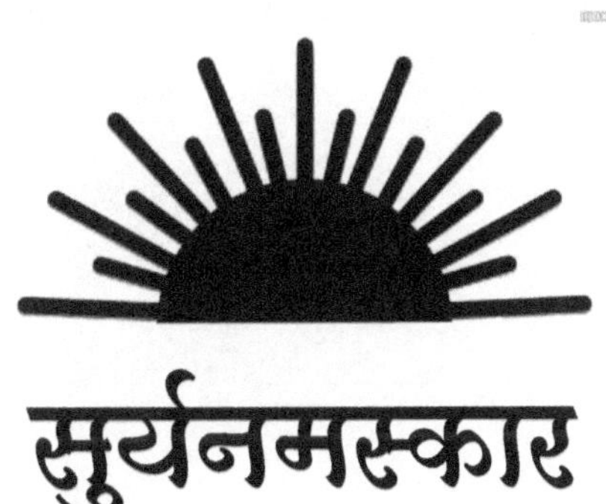

सुर्यनमस्कार

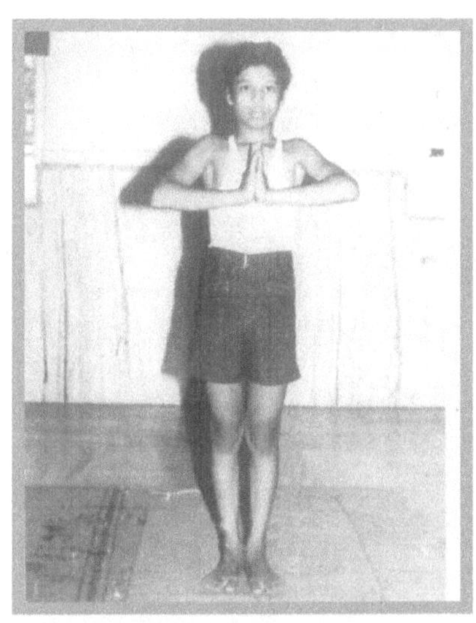

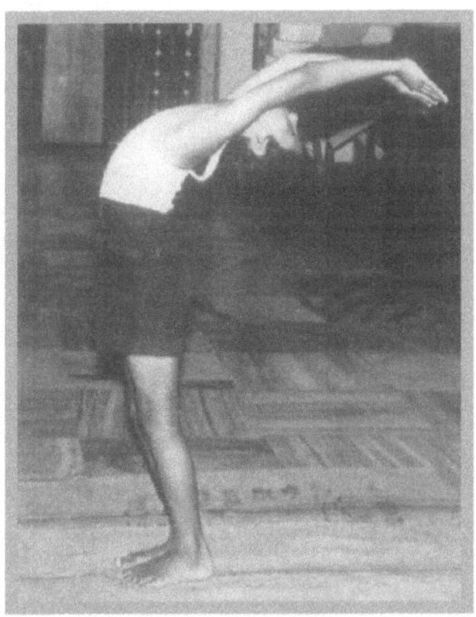

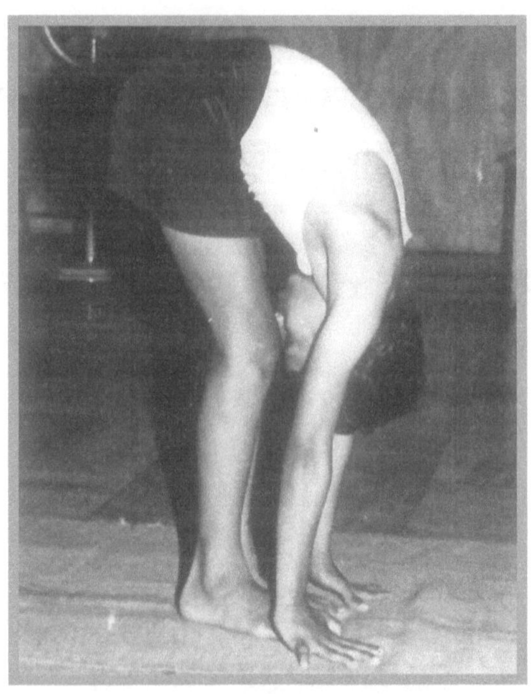

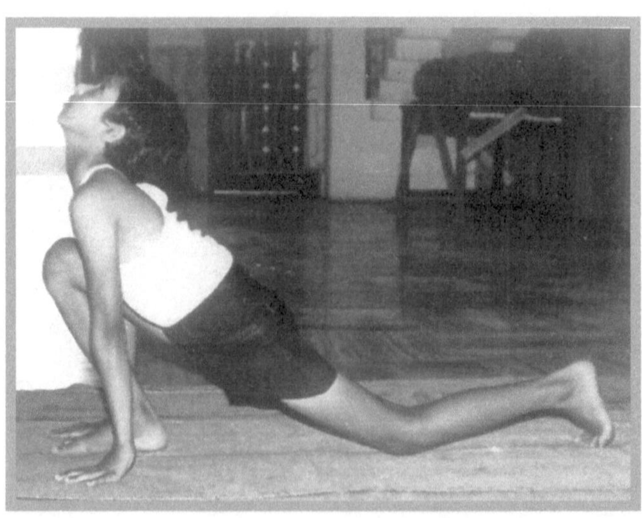

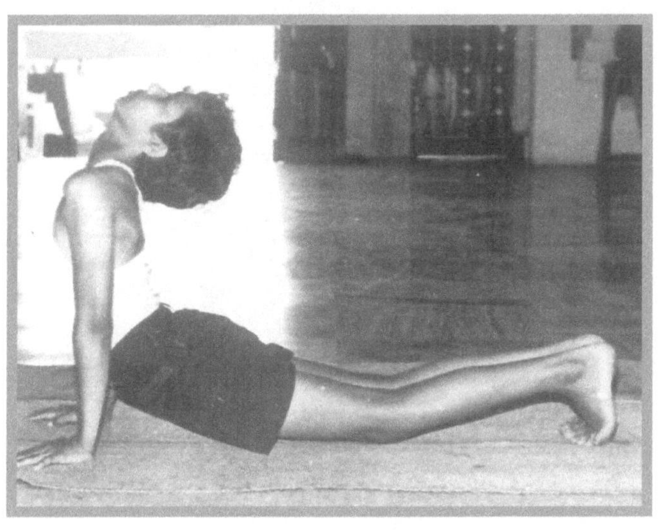

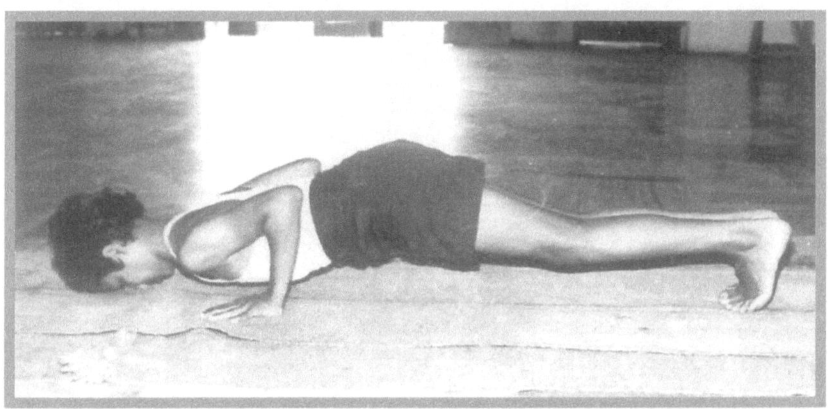

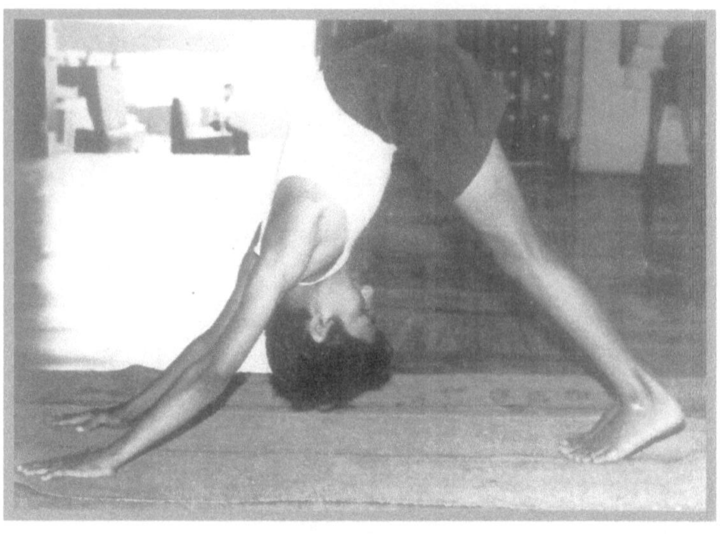

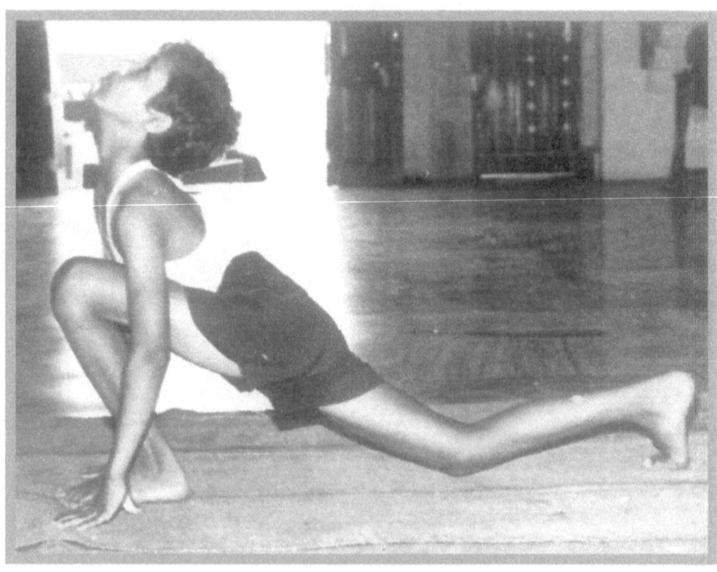

• आसनः

अतः तिसरे अंग के बारे में जानकारी अवश्य होनी चाहिये ।

तिसरा अंग बहुत ही महत्वपूर्ण माना गया है । तिसरा अंग आसन कहा गया है । आसन मनुष्य को स्वस्थ एवं निरोगी रखता है । अब तक जितना अधिक प्रसारण एवं प्रचार हुआ है, वह आसन ही है । जिसके बारे में आप सभी लोग पूर्णतया जानते है । इसिलिये आसन के बारे में लिखना आवश्यक नही है ।

• प्राणायाम :

चौथा अंग है प्राणायाम, यानी प्राणोंका विस्तार करना । प्राणायाम को जीवन में बहुत अधिक आवश्यक माना गया है । प्राणायाम के द्वारा शरीर के अंदर ऑक्सिजन पूर्ण शरीर में भ्रमण करता हुआ खून को शुध्द करता हुआ नस, नाडियों में अच्छी तरह संचारण करता हुआ अंदर के वीष विकारोंको बाहर निकालता है । इस प्रकार से शरीर स्वस्थ

एवं निरोगी बनता है । प्राणायाम के द्वारा शरीर को उर्जा प्राप्त होती है । एवं दीर्घ लंबी आयू प्राप्त होती है । इसिलिये प्राणायाम को अत्यधिक लाभकारी माना गया है ।

• प्राणायाम कई प्रकार के बताएं गये है । जिसमे आठ प्रमुख प्राणायाम निम्न माने गएं है ।

१ कपालभाती प्राणायाम

२ भस्त्रीका प्राणायाम

३ सीतली प्राणायाम

४ शीतकारी प्राणायाम

५ भ्रामरी प्राणायाम

६ मूच्छर्ा प्राणायाम

७ लोम विलोम प्राणायाम

८ नाडी शोधन प्राणायाम

प्राणायाम के बारे में न्यूनाधिक लोगों को ज्ञात है । पर सबसे उत्तम लाभदायक प्राणायाम

नाडी शोधन को माना गया है । लोम विलोम प्राणायाम जब अंतः कुंभक और बाह्य कुंभक जोड देते है, तो नाडी शोधन प्राणायाम बनता है । इस प्राणायाम में जितना अधिक अंन्दर श्वास रोकते है उतनी ही अच्छी तरह खून की सफाई नस, नाडियों में भ्रमण करता हुआ विष विकारोंको दूर करता है ।

यह मेरा खुद का अनुभव है की, नाडी शोधन प्राणायाम के पहले यदि दस लोम विलोम प्राणायाम कर ले तो बगैर घुटन के ज्यादा देर श्वास अंदर रोक सकते है । नाडी शोधन प्राणायाम अधिक लाभदायक तभी बनता है जब अंतःकुंभक अधिक देर तक करे । जीवन में हर समय लंम्बी श्वास लेना एवं छोडना चाहिएं । श्वास लेने से छोडने मे दुगना समय लगाना चाहिए । कहा जाता है की प्रत्येक जीव को श्वास गिन कर मिलती है । श्वास का जीतना अधिक इस्तेमाल करेंगे, उतनी उम्र कम होती जाएगी एवं जीतना कम इस्तेमाल करेंगे तो उतनी उम्र अधिक हो जाएगी ।

उदाहरण के लिए जानिये । खरगोश, कुत्ता, बाघ, चीता आदि एक मिनट मे ३८ बार श्वास लेते है उनका जीवन चौदह से सोलह साल होता है । मनुष्य एक मिनट मे १५ बार श्वास लेता है, तो उसकी उम्र साठ से सत्तर साल होती है । सर्प एक मिनट मे आठ बार श्वास लेता है, उसकी उम्र तीनसौ से चारसौ वर्ष होती है । कछुआ एक मिनट मे दो बार श्वास लेता है । उसकी उम्र हजार साल होती है । दीर्घ श्वास के अभ्यास द्वारा जब मनुष्य एक मिनट मे पंन्द्रह श्वास से बारह श्वास तक ले आए, तो निश्चित मनुष्य का जीवन शत वर्ष पर्यन्त हो जाएगा ।

• प्रत्याहार :

पाचवा अंग प्रत्याहार कहा गया है । काम, क्रोध, मद, मदसर, मोह तथा अहंकार का शमन करना, शौच तथा तप द्वारा अंन्दर बाहर के शरीर को पवित्र करना पूर्णतया वैराग्य की प्राप्ती कहा गया है । मन बडा चंचल है । जल्दी वश में आने वाला नही ।

पर लगातार अभ्यास करने सें चंचलता की समाप्ती एवं वैराग्य की प्राप्ती होती है ।

• धारणा :

छठा अंग धारणा कहा गया है । ध्यान के प्रथम यह धारणा करनी पडती है, की ध्यान किसपर किया जाएं । कुछ विद्वानों का मानना है की परमात्मा रूप का ध्यान करना चाहिए । कुछ विद्वानों का मत है, की तेजोमय सूर्य का ध्यान करना चाहिए । क्योंकि सूर्य से ही अंधकार दूर हो कर प्रकाश की प्राप्ती होती है । सूर्य से ही जीवन की प्राप्ती होती है । पर अधिक विद्वानोंका मत है की, मनुष्य का अन्तिम ध्येय मोक्ष की प्राप्ती है । मोक्ष केवल गुरु की ही कृपा से प्राप्त होता है ।

• ध्यान :

सातवा अंग ध्यान कहा गया है । निरंतर ध्यान के अभ्यास द्वारा मनुष्य सामाधि की तरफ अग्रसर होता है । समाधी ही अंतिम लक्ष है । यही पर मोक्ष की प्राप्ती अथवा प्रभु का मिलन होता है यही मनुष्य का अंतिम लक्ष है ।

इस प्रकार विस्तार से महर्षि पातंन्जल के अष्टांग योग को विस्तार से बताया गया है ।

अंन्त मे मनुष्य को आहार व्यवहार के बारे में जानकारी आवश्यक है । योग साधक के लिए स्वल्प, सात्विक, एवं स्निग्ध यानी चिकनाई युक्त भोजन, स्वल्प यानी थोडी मात्रा में भोजन करना । योग शास्त्र में कहा गया है की, आधा पेट भोजन करना चाहिये, चौथाई पेट पानी पीना चाहिये, चौथाई पेट खाली रखना चाहिये, ताकी आसानी से श्वास ले सके और छोड सके । आधा भोजन शरीर के लिय पूर्ण है । उससे ज्यादा खाने वाला अपने लिये नही बल्की डॉक्टर के लिये खाते है । जापान में सौ वर्ष से अधिक जीने वालो की संख्या बहुत अधिक है । क्योंकी वहा सभी व्यक्ति ८० % पेट भरने में विश्वास करते है । भोजन दो प्रकार का कहा गया है । कुछ भोजन पदार्थ आम्ल युक्त कहा गया है और कुछ पदार्थ छारयुक्त कहा गया है । दाल, चावल, चपाती, तली हुई वस्तुए, आचार, चटनी आदी आम्लयुक्त भोजन कहे गये है । दूध, दूध से

बनी चीजे, मौसमी फल एवं सब्जिया, खास कर हरी सब्जिया, सलाद, अंकुरीत अनाज, तथा सुखे मेवे छार युक्त भोजन है। मनुष्य को २५% आम्लयुक्त भोजन तथा ७५ % छारयुक्त भोजन की आवश्यकता पडती है।

जब मन शांत है तो हाथ, मुह तथा पैर धो कर जमीन पर बैठकर भोजन करना चाहिये। भोजन मे काँटे, छूरी का इस्तेमाल नही करना चाहिये। मनुष्य का शरीर पांच तत्वो से बना हुआ है। हाथ की पांचो उँगलियो मे पांच तत्व पाये जाते है। जैसे अंगुठे मे अग्नी तत्व, तर्जनी मे वायू तत्व, मध्यमा उंगली में आकाश तत्व, अनामिका मे पृथ्वी तत्व तथा कनिका मे. जलतत्व का समावेश है। जब आप भोजन का ग्रास हाथो द्वारा उठाते है तो भोजन में पांचो उंगलियों का स्पर्ष होने से भोजन का पूरा सत्व शरीर को प्राप्त होता है। भोजन करते समय बात नही करना चाहिये। टिव्ही नही देखना चाहिये। केवल भोजन पदार्थ पर ही पूर्ण ध्यान रखना चाहिये भोजन को खूब चबा-

चबा कर खाना चाहिये । कहा गया है की प्रभू ने मनुष्य को ३२ दांत दिये है । ताकी प्रत्येक ग्रास ३२ बार चबाकर निगलना चाहियें, भोजन के मध्य घूँट घूँट कर दो या तीन घूट पानी पीना अमृत माना गया है । भोजन के बाद पानी पीना जहर माना गया है । कम से कम देढ घंटे बाद ही पानी पीना चाहिये । भोजन में निम्न बातों का ध्यान पालन अवश्य करना चाहिये ।

"दिनान्ते च पिबेत् दुग्धं, निशान्ते च पिबेत् पयः।
भोजनान्तें पिबेत् तक्रम, किं वैद्यस्य प्रयोजनम् ।।"

यानी रात्री सोते वक्त दूध पीना चाहिये प्रातः उठने के साथ जल पीना चाहिये । एवं भोजन के अंत में तक्रं यानी छाछ पीना चाहिये । ऐसा करने वालो को जीवन में कभी भी वैद्य या डॉक्टर की अवश्यकता नही पडती ।

मनुष्यो के अधिक उम्र के बारे में कुछ विद्वान वैद्यको की राय जानिये । कभी मनुष्य का दाया स्वर चलता है, और कभी बाया

स्वर चलता है । दाये स्वर मनुष्य को भोजन करना चाहिये, तथा शौच को जाना चाहिये, और जब बाया स्वर चलता है तब जल पीना चाहिये, तथा मुत्र का त्याग करना चाहिये । यदि ऐसा जीवन में सध जाये तो निश्चय ही अधिक लंबी उम्र हो जाती है ।

• अब त्योहार के बारे में जानिए :

मनुष्य एक सामाजिक प्राणी है । समाज मे रह कर मनुष्य को सब के साथ सदैव प्रेम का व्यवहार करना चाहिये । सदैव मीठी वाणी बोलनी चाहिये । ऐसा मनुष्य समाज में आदर का पात्र होता है । उस को सभी लोग सम्मान एवं आदर करते है । किसी विद्वान का कहना है की,

"मीठी वाणी बोलिये, मन का आपा खोए,
औरन को शितल करे और अपहु शितल होय ।"

• किसी विद्वान का कहना है की,

"कागा काको धन हरै, कोयल काको देत।
मीठा शब्द सुनाय के, जग अपनो करि लेत ।।"

• मेघावी विद्यार्थीयोंके पांच लक्षण बताए गये है ।

"काक चेष्टा, बकुल ध्यानं, स्वान निद्रां तथैव च।
अल्पहारी, गृहत्यागी, विद्यार्थी पंच लक्षणं ॥"

अर्थात कौवे के जैसा चौकन्ना रहना, बगुला जैसा ध्यान भाव स्थित होना, कुत्ते की निंद, थोडा खाने वाला ब्रह्मचर्य का पालन करना ये पाँच लक्षण बताए गये है ।

• भूली बिसरी स्मृतिया ः

सूर एवं असूरो द्वारा समुद्र मंथन द्वारा १४ रत्न मिले थे वे है

श्री, मणि, रंभा, वारुणी, अमृत, शंख, गजराज, कल्पद्रुम, शशी, धेनू, धनु, धन्वंतरी, विष, वाज

अतः अब अंत मे निरोगी काया के साथ सौ वर्ष पर्यन्त जीवन जीने का सरल उपाय जानिये ।

■ ■ ■

• **सुविचार :**

१) "सुनहु भरत भावी प्रबल बिलख कहेऊ
   मुनिनाथ, हानि लाभ जीवन मरण-जस
   अपजस बिधि हाथ।"

२) "रहिमन वे नर मर चुके, जे कहुँ माँगन
   जाहिं। उनते पहिले वे मुए, जिन मुख
   निकसत नाहिं॥

३) रहिमन धागा प्रेम का, मत तोड़ो चीटकाय।
   टूटे से फिर न जुड़े, जुड़े गाँठ परिजाय॥

• **फूल की चाहत : पुष्प की अभिलाषा**

   चाह नहीं मैं सुरबाला के
      गहनों में गूँथा जाऊँ,

   चाह नहीं, प्रेमी-माला में
      बिंध प्यारी को ललचाऊँ,

   चाह नहीं, सम्राटों के शव
      पर हे हरि, डाला जाऊँ,

   चाह नहीं, देवों के सिर पर
      चढ़ूँ भाग्य पर इठलाऊँ।

मुझे तोड़ लेना वनमाली!
उस पथ पर देना तुम फेंक,

मातृभूमि पर शीश चढ़ाने
जिस पथ जावें वीर अनेक

"अजीर्णे भेषजं वारि जीर्णे वारि बलप्रदम्।
भोजने चाऽमृतं वारि भोजनान्ते विषप्रदम्।।"

"आवत ही हरषै नहीं, नैनन नहीं सनेह
तुलसी तहां न जाइये कंचन बरसे मेह।।"

• दीशाभूल :

सोम शनिश्चर पुरब न चालू,
मंगल, बुध उत्तर दिशि कालू,

बीफे को जो दक्षिण जावे,
चार लात पैड में पावे

शुक्र रवी पश्चिम नही जाना
संशय है फिर लौट के आना।

• लम्बी उम्र एवम् निरोगी काया के लिये सरल उपाय :
योगाचार्य श्री परमहंस सिंहजी ॥

१) प्रातः काल ब्रह्ममूहूर्त मे साढे तीन से साढे चार बजे के बीच उठ जाना चाहिये ।

२) बिना मुख प्रच्छालन किये दो गिलास शुध्द जल पीना चाहिये

३) इसके बाद पेशाब करे तत्पश्चात पांच मिनट सुख आसन मे बैठिये ।

४) इन पाँच मिनटो का सदुपयोग - अपने हाथों द्वारा पूरे बदन की मालिश करे. इससे शरीर पुष्ट होगा, शरीर और चेहरे पर जल्दी झुर्रियाँ नही पडेगी ।

५) इसके पश्चात शौच करे ।

६) दाँत साफ करे, ब्रश करने के बाद दाहिने हाथ की मध्यमा उंगली से मसूढो की मालिश करे जिससे मसूढ़े मजबूत होंगे, दाँत जल्दी नही गिरेंगे ।

७) उसके बाद स्नान करें । शरीर को मज-मज कर स्नान करना चाहिए, स्नान से

पहिले पेशाब अवश्य करना चाहिये ।

८) स्नान करने के बाद कुछ समय तक भगवान नाम स्मरण करे गायत्री मंन्त्र, ॐकार का जप करें इष्ट मन्त्र आराधना करें ।

९) प्रातः भ्रमण अवश्य करें । आधा पौना घंटा तेज चाल से चलना हितकारी है, यदि आसन प्राणायाम करते हो तो अति उत्तम है अथवा हलकी कसरत करें. यह उतना ही जरूरी है जितना शरीर के लिये भोजन ।

१०) आधे घंटे के बाद नाश्ता करें । नाश्ता करना बहुत जरूरी है । कारण की दोपहर और रात्री के भोजन के बीच मे काफी अन्तराल होता है इससे शरीर की ऊर्जा एवं शक्ती बढती है ।

११) नाश्ते में अंकुरित अनाज, हरा सलाद, फल या फलों का रस ले सकते है ।

१२) दोपहर एक से दो के बीच भोजन करें । भोजन खूब चबा-चबा कर करें । ध्यान रहे आधा पेट भोजन करें, चौथाई पेट

पानी पीये चौथाई पेट खाली रहने दे ताकि अच्छी तरह से श्वास ले सके और श्वास छोड सके ।

१३) भोजन के समय हाथ और पैर धोकर जमीन पर आसन बिछाकर, पालथी लगाकर भोजन करना चाहिये । सारे समय भोजन करते हुए बात नही करे, न ही टि. वी. देखते हुए भोजन करे । भोजन सामग्री पर ध्यान रखते हुए चबा-चबा कर भोजन करे । भोजन के मध्य रुक-रुक कर दो-तीन घूँट जल पीना अमृत तुल्य है । भोजन क अन्त मे अधिक जल पीना जहर के समान है । भोजन करने के बाद एक घंटे पश्चात पानी पीना हितकर है।

१४) अजीर्णे भेषजं वारी:जीर्णे वारी:बल-प्रदम्।

भोजने चामृतं वारि: भोजनान्ते विष-प्रदम् ॥

- चाणक्य नीति

अपच होने पर जल पीना औषधी तुल्य है। भोजन पच जानेपर जल पीने से शरीर स्वस्थ्य रहता है । भोजन के बीच में थोडा

थोडा घूंट घूंट जल पीना अमृत के समान है और भोजन के तुरन्त बाद जल पीना जहर के समान है ।

१५) दिन भर मे १० से १२ गिलास जल पीना चाहिये इससे आँतो का मल साफ हो जाता है । विष-विकार मल - मूत्र - श्वास तथा पसीने के द्वारा शरीर से बाहर निकल जाता है।

१६) भोजन के साथ दही का सेवन करे अथवा भोजन के बाद छाछ पीना चाहिये ।

१७) रात्री में सोने सें करीब दो घंटे पहले भोजन कर लें । रात्रि का भोजन दिन के भोजन से हलका होना चाहिये ।

१८) भोजन के बाद १०० कदम धीरे धीरे छाया में चले । इसके पश्चात दस मिनट (करीब) वज्रासन मे बैठे इसके बाद ही सोना चाहिये ।

१९) भोजन के बाद पेशाब करना चाहिये ।

२०) सोते समय इष्ट मंन्त्र जाप अथवा ॐ का जप करने से जल्दी नींद आती है ।

२१) जब नाक से बाँया स्वर चल रहा हो तो पानी पीजिए और लघुशंका करें ।

जब नाक से दाहिना स्वर चलता हो, तो भोजन करें अथवा शौच करें । यदि यह युक्ति सध जाय तो अच्छे स्वास्थ्य के साथ दीर्घ आयु प्राप्त होगी ।

२२) काम, क्रोध, लोभ, मोह, मद, मत्सर से यथा सम्भव दूर रहे।

२३) जीवन मे सदैव ईर्ष्या, द्वेश से बचते रहें । कोशिश करें की हमसे किसी की निन्दा न हो पाये । साथ ही सभी के साथ प्रेम मय व्यवहार करें । मीठी वाणी बोलें ।

२४) यदी दूसरों मे कुछ खोजना ही हो तो - अच्छाई खोजिए और यदी बुराई खोजनी हो तो अपने अन्दर ही खोंजे ।

२५) प्रत्येक प्राणी मे ईश्वर का स्वरूप छिपा हुआ है । इसिलिये सबको दोनों हाथ जोडकर प्रणाम करें ।

२६) प्रत्येक व्यक्ति को सन्तोष धारण करना चाहिये । मनुष्य का सबसे बडा धन सन्तोष

है । जहाँ संन्तोष है, वही सुख है, वंही शान्ति है । जहाँ शान्ती है । वही आनंन्द है ।

२७) मनुष्य को सेवा-भावी होना चाहिये । दीन-दुखियों की सदा सम्भव तन, मन, धन से सहायता करनी चाहिये ।

२८) दुसरों की स्त्री को माता के समान एवं दुसरों के धन को मिट्टी के समान समझना चाहिये ।

२९) सदैव गहरी और लम्बी श्वास लें । एक स्वस्थ्य मनुष्य साधारण तया एक मिनट मे १५ बार श्वास लेता है, यदि अभ्यास के द्वारा १२ तक श्वास प्रवाह को ले जाया जा सके तो निश्चित ही १०० वर्ष तक स्वस्थ शरीर लम्बी उम्र सम्भव है ।

३०) सदैव लम्बी और गहरी श्वास ले और छोड़ें । ध्यान रहे-श्वास लेने की अपेक्षा श्वास छोड़ने मे अधिक समय लगना चाहिये ।

नोट : उपरोक्त तथ्य पूर्ण विचार मैंने योग तथा अध्यत्मिक ग्रन्थों से प्राप्त किये है । साथ ही अपने जीवन में अनुभव करके सही व उचित प्रतीत हुए है । इसिलिये अपने अनुभव आपके साथ बाँटना चाहता हूं ।

संकलन कर्ता :
परमहंस सिंह,
गीता ज्ञान योग केंन्द्र,
सुन्दर नगर, मालाड,
मुम्बई – ६४

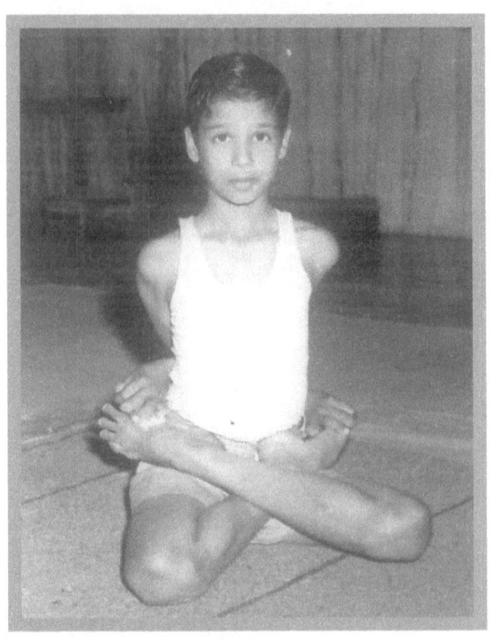

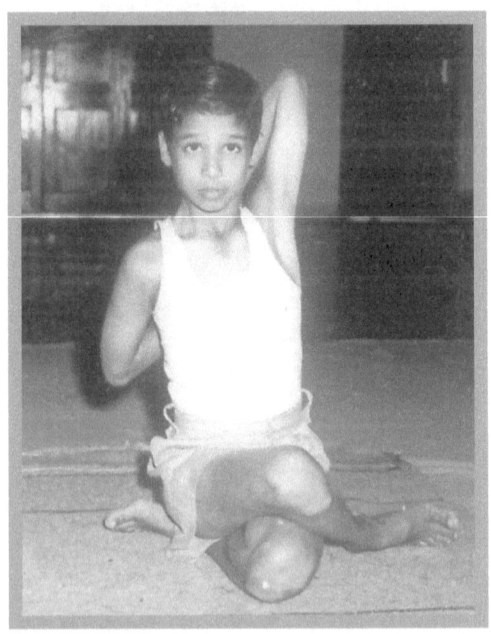